Notices Instructives

Eaux Minérales

P. 1851

NOTICES INSTRUCTIVES.

EAUX MINÉRALES.

Leur Origine, leur Action sur l'économie, leur Analyse.

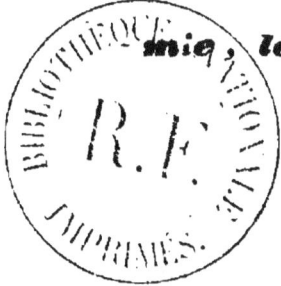

Do vobis totam vallem modo
tamen mansiones et balneos
conservetis ad balneandum.
(Annales des comtes de Bigorre)

CHAPITRE PREMIER.

On reconnait deux espèces d'eaux minérales, les premières sont les Eaux Minérales
acidules, qui sont uniquement chargées de
minéral, comme le souffre, l'antimoine, le
fer, etc., etc.

Les autres sont celles qu'on appelle métalliques ou thermales, parce qu'elles charient, en
outre, quelques parties métalliques, les premières sont froides, les dernières sont toujours
chaudes.

1851

Enfin, les Eaux minérales sont tantôt bitumineuses, tantot vitrioliques, ferrugineuses, antimoniales, nitreuses, selon le minéral dont elles sont empreintes, et selon que quelqu'un des minéraux y prédomine.

ORIGINE.

Si nous voulons examiner, comment la nature prépare la formation des Eaux Minérales, nous voyons qu'il y a une infinité de sentiments et d'opinions, autant de savans qui ont traité sur cette matière, autant de systèmes autant d'hypothèses.

Descartes, Perrault, Bayle, Bordeu en ont parlé très savamment, et ont fait beaucoup de recherches. Mais, tout considéré, il faut croire que la même circulation qui dirige le mouvement, l'accroissement, les altérations des arbres, des plantes, de l'homme, des cieux etc., s'accomplit dans la terre par le moyen de l'eau de la mer. Voici ce que dit Senèque: *Oculto enim itinere subit terras mare, et palam suprà eras venit, secreto revertitur.*

Mais ce qu'il y a de plus curieux, c'est de rechercher la cause de la chaleur extérieure des Eaux Minérales. Certains philosophes l'ont attribuée aux feux souterrains, d'autres au souffre, d'autres à l'Esprit universel ; mais ces opinions ne remontent pas à la véritable cause.

Ainsi nous devons croire que tout se fait par une fermentation qui s'opère entre les différens minéraux et métaux que les eaux contiennent, cette fermentation élèverait leur température de même que le tartre et l'acide sulfurique mêlés ensemble fermentent et s'échauffent.

Les ruisseaux qui sont produits par la réunion des vapeurs, venant à passer dans certains endroits ou il y a assemblage de diverses matières minérales qu'une fermentation continuelle agite et échauffe, reçoivent leur chaleur et se chargent des parties les plus subtiles qui s'élèvent de cette fermentation.

Leur action sur l'économie.

Les Eaux Minérales ont des propriétés différentes selon les minéraux qu'elles contiennent. Les unes divisent et délaient le sang, les autres l'épaississent ; celles-ci ont une action très marquée sur les urines, celles-là sur les selles ; d'autres encore ont une action très marquée sur l'organe gastrique, en l'échauffant, le réparant, ou bien en le refroidissant ; il y en a enfin qui excitent favorablement la perspiration cutanée et concourent ainsi à la résolution des maladies.

On lit dans l'histoire le rapport de faits merveilleux produits par des Eaux Minérales extraordinaires, telles que les eaux de Hongrie du Dauphiné, de la Phrygie, de l'Ethiopie etc.

Les Pyrénées sont pleines de sources minérales qui n'ont de merveilleux que l'action médicamenteuse qu'elles ont dans la curation de diverses maladies. Ainsi dans le *Gers*, les *Hautes* et *Basses-Pyrénées*, le *Béarn* proprement dit, on trouve des sources ou se passent et se constatent des faits extraordinaires en thérapeutique.

Ces Eaux Minérales sont fréquentées par beaucoup de personnes de toutes les nations: les unes dans le but d'augmenter la vigueur de leur tempéramment, d'autres pour le traitement d'affections bien constatées.

La première considération dans laquelle doivent entrer les baigneurs, consiste à préparer leurs organes par des moyens hygiéniques à recevoir l'heureuse influence de ce médicament; ainsi il faut que le tube digestif soit rendu libre, par des délayans, où les eaux

ne passent pas, et apportent un trouble général dans la circulation, par une influence
contraire.

CHAPITRE II.

Quelques mots sur l'Empirisme.

Dans la philosophie, l'empirisme peut ar-
rêter le progrès de certaines découvertes pour
la recherche de la vérité et alors il ne fait que
contrarier la curiosité humaine.

Dans la médecine il peut causer des maux
infinis, en déguisant les véritables moyens
curatifs ; il enveloppe les personnes les plus
éclairées d'un nuage d'erreurs qui bientôt
produira d'horribles catastrophes ; c'est ainsi
que, séduit par tout ce qu'il y a d'attrayant,
un système empirique enhardit le médecin, le
malade même, les persuade, les surprend,
et finit par leur nuire.

A son origine, souvent l'empirisme est une
expérience heureuse, plus tard un grand remède et presque toujours une erreur pour
toute fin, souvent un illustre poison, un médicament horrible.

Et souvent l'on verra que le malade n'est pas le seul trompé dans l'abus qu'il aura fait de sa croyance, l'empirisme domine l'esprit du médecin comme je viens de l'énoncer, et cela parce qu'il n'a pas calculé les effets du remède tant reputé, qu'il n'a pas comparé son action avec l'irritation du malade et jugé ainsi des résultats à *priori*.

Parce qu'il u'est pas imbu de ce principe général : qu'il n'y a pas de remèdes qui aient une *vertu universelle*.

Cependant de nos jours on admet trois spécifiques puissants, dont les vertus sont miraculeuses; se sont : le quinquina, le mercure, l'émétique; mais les thérapeutistes modernes ue les donnent pas comme remèdes universels ils veulent que le raisonnement et l'observation aient au préalable calculé leurs effets, et font de leur système une véritable doctrine médicale qui prédomine aujourd'hui dans nos Écoles, et fait des prodiges dans l'exercice de l'art de guérir.

Galien a démontré que l'empirisme prend souvent naissance dans le tempérant des médecins ; *Corporis temperiem sequantur.*

EAUX MINÉRALES.

Eaux qui contiennent assez de matières étrangères pour avoir une action très marquée sur l'économie.

Les substances qu'on y a annoncé sont :

OXIGÈNE
AZOTE
ACIDE CARBONIQUE.
HYDROGÈNE SULFURÉ.
ACIDE BORIQUE.
ACIDE SULFUREUX.
SILICE
SOUDE.

SELS DIVERS

SULFATE de soude, ammoniaque, chaux de magnésie alumine, fer, cuivre.

NITRATE de potasse, chaux, magnésie.

HYDROCHLORATE de potasse, chaux, ammoniaque

HYDROSULFATE de soude, chaux.

CARBONATE de potasse, soude, magnésie, chaux, strontiane, ammoniaque, fer, magnésie.

SOUS BORATE de soude.

PHOSPHATE de chaux, d'alumine.

FLUATES de chaux.

Matières animales et végétales en petites quantités.

MOYEN *de reconnaître la majeure partie des substances contenues dans les Eaux lorsqu'elles contiennent :*

1º HYDROGÈNE SULFURÉ LIBRE OU COMBINÉ. Elles ont une odeur d'œufs pourris et précipitent en noir par les dissolutions de plomb.

2.º ACIDE CARBONIQUE. Elles sont aigrelettes, quelque fois mousseuses, rougissent faiblement le tournesol ; ou du moins à la chaleur de l'ébullition, elles laissent dégager un gaz qui précipite l'eau de chaux.

3.º SULFATES. Elles forment avec le nitrate ou l'hydrochlorate de Baryte un précipité blanc insoluble dans un excès d'acide,

4.º HYDROCHLORATES. Le nitrate d'argent y fait naître des flocons blancs sur lesquels l'acide nitrique est sans action, et que l'ammoniaque redissout tout de suite.

5.º CARBONATES INSOLUBLES DE MAGNESIE, CHAUX OU FER. Elles se troublent en les portant à l'ébullition.

6.º CARBONATE DE FER SANS SULFATE. L'ébullition y fait naître un dépôt coloré en jaune, elles précipitent en vinassé par l'infusion de noix de Galle

7.º CARBONATE DE CHAUX. Elles laissent seulement par la chaleur déposer une **poudre** **blanche**, si le sel est en quantité sensible.

8.º SULFATE DE FER. Elles conservent la propriété de précipiter en gris noir et en bleu, après avoir été soumise à l'ébullition, saveur *acerbe*.

9.º CARBONATE DE SOUDE ET DE POTASSE, OXALATES CALC. Verdissent le sirop de violette après qu'elles ont bouilli; et si on les filtre alors et qu'on y verse un acide, il s'en dégage du gaz acide carbonique.

10.º SELS MAGNÉSIENS autres que le *Carbonate*. Elles laissent déposer une poudre blanche, si après les avoir fait bouillir on y verse du carbonate sursaturé.

11.º SELS DE CUIVRE. Deviennent bleu par l'ammoniaque et ne tardent pas à recouvrir de ce métal un barreau de fer.

12.º SELS AMMONIACAUX, autres que le *Carbonate*. Elles fournissent par l'évaporation, un résidu qui mêlé avec la chaux laisse dégager une odeur vive et pénétrante d'ammoniaque.

13.º ACIDE SULFUREUX. Rougissent fortement le tournesol; laissent précipiter du soufre par l'hydrogène sulfuré; odeur de souffre en combustion.

14.° CARBONATE D'AMONIAQUE. Elles donnent à la distillation une eau alcaline.

15.° NITRATES. Si l'on y verse de la potasse jusqu'à ce qu'il ne s'y fasse plus de précipité qu'on les filtre et qu'on les évapore, il en résulte un résidu qui projeté sur les charbons incandescens en augmente la combustion çà et là.

Extraction des matières volatiles.

La quantité d'oxigène se déterminera en remplissant d'eau un ballon, y adoptant un tube recourbé plein d'eau, engageant l'extrémité du tube sous une éprouvette pleine de mercure et portant l'eau à l'ébulition. Ainsi des autres substances, etc., etc., etc.

Extraction des matières fixes.

1.° Par l'eau distillée.
2.° Par l'alcool.
Selon leur degré de solubilité.

PRÉFACE.

Dans une circonstance impérieuse, j'offris au public par une notice abrégée le résultat de mes observations à Paris sur une maladie désastreuse, le *Choléra morbus*.

Le Conseil de salubrité m'adressa un vote de remercimens par une lettre du maire écrite au nom du Conseil présidé par M. le Comte de S.'-Criq ancien ministre.

Cette raison m'engage à donner à mes concitoyens des armes pour combattre et prévenir cette terrible épidémie, car tout considéré nous sommes par rapport à la topographie médicale, nous Pyrénéens et les plus résistans et les plus exposés, l'Espagne est à nos portes et c'est là qu'est le germe épidémique, et c'est là qu'on a vu le théâtre de cette furieuse maladie.

Ne soyez donc jamais trop prudents, goutez les douceurs des Eaux Thermales des Pyrénées et comme de vrais Pythagoriciens faites la guerre à cinq choses : *aux maladies du corps, aux passions de l'âme, à l'ignorance d'esprit, à la dissention des villes, à la discorde des familles.*

C'est ainsi qu'à l'aide de maximes sages et de précautions hygièniques, vous apprendrez à connaître la vraie philosophie médicale de l'homme.

Le temps qui mûrit tout, l'habileté des praticiens qui perfectionne la doctrine, ont pu déjouer l'action sinistre du fléau destructeur, ainsi la cholérine a succédé au choléra indien, ce qui semble démontrer qu'avec du talent et des hommes érudits on parvient à résoudre les problêmes les plus abstraits et les plus difficiles.

Courage, chers Citoyens; ayez surtout la conviction que les Académies d'Europe ont pu simultanément concourir à diminuer l'intensité d'une contagion qui aurait ruiné la race de notre riant pays, et ce fait étant avéré, prenez force et courage, songez à l'avenir prospère que va développer une institution formidable sous la direction législative de la République.

Cependant la France n'a pu reconquérir ses ses anciennes limites, ce qui empêchera peut-être la dissidence d'esprit, et l'errement des croyances, restons bien clos dans notre étroit territoire, et soutenus par notre vertu civique nous parviendrons honorablement à sauver la santé publique.

NOTICE INSTRUCTIVE
SUR LE CHOLÉRA.

Moyens de prévenir et de combattre cette maladie dès l'apparition des premiers signes,

Par un ancien Élève

DE L'ADMINISTRATION CENTRALE DE PARIS.

.... Serò medicina paratur
cum mala per longas invaluêre moras.

DU CHOLÉRA MORBUS.

Cette affection connue en France de tous les temps, n'est regardée par les médecins physiologistes et les meilleurs praticiens que comme une maladie gastro-hépatique, compliquée le plus souvent de mésentérite. régnant épidémiquement dans certains pays. souvent d'une manière sporadique et toujours facile à combattre.

Des vomissemens spontanés, des évacuations alvines, aqueuses, blanchâtres, des vertiges, la lassitude des membres, des phénomènes nerveux, le désordre dans le regard étaient les symptômes précurseurs qui cédaient toujours aux moyens appropriés en pareil cas, tels que les sangsues à l'épigastre, région correspondante antérieurement à l'estomac, les antiphlogistiques, de légers purgatifs, etc.......

En 1830, vers la fin de l'année, un typhus (fièvre jaune) causa des ravages à Tiflis, s'étendit dans le Bengale, y causa une mortalité effrayante; l'année suivante une maladie à peu près de la même nature s'étendit vers l'Europe, y fut observée par une commission académique francaise: on lui donna le nom de *Choléra Morbus* (1) et fut reconnu être le même que le Choléra appelé asiatique ou épidémique.

La Pologne, la malheureuse Pologne fut le théâtre d'une épidémie semblable, et les progrès qu'elle y fit furent effrayans.

En 1831, quelques cas furent observés en France, au Hâvre-de-Grâce d'abord, où il causa peu de ravages, et bientôt après éclata à Paris dans quelques maisons de santé insalubres qui étaient encombrées, ainsi que je l'ai observé moi-même en 1831.

---

(1) *Kolé* bile, *reó*, je coule, *morbus*, maladie.

On dut à l'usage d'alimens sains, tels que le riz, l'eau filtrée et pure, l'abstinence de légumes crus, de boissons trop spiritueuses, la disparition de cette épidémie.

L'année 1832 fut malheureusement cette année de funeste mémoire où la contagion moissonna aux mois de mars et avril, plus tard au mois de septembre, une partie de la belle population parisienne, et un grand nombre de celle des départemens au nord comme au midi. La même année elle sévissait avec force en Angleterre.

Telle est en peu de mots la direction topographique que suivit cette épidémie, aussi désolante dans certaines régions qu'elle a été peu grave dans d'autres lieux et d'autres circonstances.

Je me propose de donner au Public, en lui offrant ce faible essai de mes observations, un gage de mon dévouement; puisse-t-il en l'approuvant m'accorder cette indulgence qu'on doit à un jeune débutant.

Mon ambition sera pleinement satisfaite.

Puissé-je en même temps concourir à amoindrir une maladie désastreuse, dont la gravité a fait succomber tant de Français, tant de têtes si chères !

Le danger pourrait être imminent pour nous,

aujourd'hui même que des nouvelles peu rassurantes de la frontière nous annoncent le Choléra indien en *Espagne*.

Voici, au rapport de l'Académie et de la commission centrale de salubrité, les signes qu'on observe chez les cholériques ; et comme il est d'observation que plus les secours sont prompts plus les cas de guérison sont fréquens,

Je me hâte d'indiquer quels sont ces signes.

« *Lassitude subite* dans tous les membres,
« sentiment de pesanteur à la tête, comme
« lorsqu'on s'est exposé à un dégagement d'a-
« cide carbonique par la combustion du char-
« bon, étourdissement, surdité légère ;

« Pâleur souvent plombée, avec altération
« particulière des traits, les yeux perdent leur
« éclat, diminution de l'appétit. soif ardente,
« sentiment d'oppression d'anxiété dans la
« poitrine et de brûlure dans le creux de l'esto-
« mac, »

« Borborigmes dans les intestins, acompa-
« gnés surtout de coliques auxquelles succède
« le dévoiement. La peau devient froide et sè-
« che, quelquefois elle se couvre d'une sueur
« froide, horripilation, douleur du cuir che-
« velu, douleur vers la région vertébrale. »

Aussitôt que ces signes se sont manifestés il est urgent d'appeler un homme de l'art

Moyens qu'il faut opposer au premier début, et qu'on peut employer avant l'arrivée du médecin.

On doit tenir le malade très-chaudement, exciter fortement l'organe cutané, y appeler la chaleur. A cet effet on placera le malade sur un drap ou couverture de laine, on le cohoborera avec une bassinoire On exercera même le *perkinisme* si la *torpeur* est trop forte. On cherchera surtout à échauffer le centre épigastrique, les aisselles, le cœur et principalement les pieds.

Frictionner avec une brosse sèche où un liniment irritant (1) en prenant un morceau d'étoffe de flanelle.

Le liniment camphré, dont la formule se trouve chez les principaux pharmaciens, a été employée avec succès dans les maisons de santé de Paris.

On peut même faire cette préparation chez

---

(1) *Formule du Liniment.*

Alkool étendu d'eau ou eau-de-vie.	1 livre.
Vinaigre fort.	1|2 livre.
Farine moutarde.	1|2 once.
Camphre.	2 gros.
Poivre.	2 gros.
Gousse d'ail pilée.	

soi en mêlant le tout dans un flacon bien bouché et puis faire infuser pendant trois jours au soleil ou un endroit chaud. Les frictions seront continuées long-temps, et le malade devra rester couché enveloppé dans la laine.

L'usage des cataplasmes légèrement synapisés sur le dos et sur le ventre, seront d'un grand secours, on pourra même les arroser d'essence de thérébentine;

Des sachets avec le sable chaud ont même été préconisés.

Les bains de vapeur vinaigrés, ont été constatés par l'expérience, comme d'excellens moyens thérapeutiques ; ils devront durer de 10 à 15 minutes.

Le malade doit éviter le refroidissement en sortant de ce bain, dont je donnerai à la suite la composition.

Mais ce n'est pas assez de réchauffer le corps extérieurement, il faut le réchauffer à l'intérieur ; et pour cela on donnera de quart d'heure en quart d'heure, une demi tasse d'infusion de thé, de café léger, ou de mélisse, et préférablement cette dernière.

On pourra donner avant la tasse d'infusion 12 ou 15 gouttes de liqueur ammoniacale camphrée, dans une cuillerée à bouche d'eau gommée.

L'alkali volatil, ammoniacal, acétique ou fluorique donné à la dose de 15 à 20 gouttes toutes les demi-heures, dans une tasse de décoction de gruau ou d'orge mondé, ou d'eau tiède, en petite quantité.

Dans les vomissemens opiniâtres la potion anti-émetique de rivière, ou bien le soda Waters, seront d'un grand secours.

Voilà à peu près les moyens d'urgence à la portée des hommes du monde et du peuple, et qui ne doivent jamais être négligés au moment de l'invasion.

Le médecin pourra alors être maître de l'orgasme inflammatoire, l'enrayer et sauver les jours du malade.

L'isolement pourra être très utile ; mais je ne veux pas entendre un isolement absolu, car il faudrait admettre alors la contagion essentielle de cette maladie, et j'irais contre la teneur des décisions académiques, j'admettrais un principe destructeur de la philanthropie, principe funeste qui ferait exclure de la société les plus beaux sentimens de l'humanité.

La chose est jugée et définitivement jugée.

Il y aurait alors une portion des appartemens destinés aux seuls malades. On les isolerait en quelque sorte dans une chambre ; le veilleur, sa femme de service et le médecin,

auraient seuls le droit de questionner le malade, et de lui donner son médicament.

L'homme de l'art, si la maladie s'annonce
avec des symptômes alarmans ne négligera pas
les évacuations sanguines et préférablement
les sangsues sur la région épigastrique.

Car l'expérience a prouvé (et je ne peux
me le dissimuler) que l'usage des vomitifs,
des purgatifs, narcotiques, astringens ont été
également inefficaces, et il est de fait que les
praticiens qui ont oublié d'avoir recours à
l'emploi des sangsues, ont donné lieu aux
congestions vers l'organe encéphalique en
employant des narcotiques au moment de
l'exaspération.

Il importe donc, et je parle d'après nos cé-
lèbres phatologistes dont j'ai suivi les leçons,
il importe d'employer la saignée lorsque les
symptômes suivans apparaîtront.

*Insensibilité du pouls, suppression de
l'urine, cercle noir autour des orbites, oppression extrême, peau froide*, et que la vie
semblera déjà éteinte à la périphérie ; (c'est-
à-dire à la surface externe.)

Cette évacuation en diminuant la masse du
sang, donnera un libre essor à la circulation,
ramènera la vie dans chaque appareil, excite-
ra les forces vitales, et récomposera l'orga-
nisme prêt à s'anéantir.

Moyens Hygiéniques.

La *non contagion* admise par nos savans doit d'abord rassurer les esprits.

Il faut donc opposer à la gravité de cette maladie, la tranquilité d'âme et le courage propre aux méridionaux.

S'occuper uniquement des moyens propres à s'en garantir, et ces moyens consistent :

1.º A éviter les plaisirs bruyans, les fortes émotions, la colère, la frayeur, tout ce qui peut affecter le moral.

2.º Rechercher l'air pur, car des faits nombreux prouvent que plus l'air dans lequel on habite est pur et renouvelé, plus on est à l'abri du choléra.

Il faut donc, et c'est un devoir impérieux pour tous les citoyens, faire attention à la salubrité des habitations, purifier les maisons, parcs et cours de tout ce qui peut apporter la *corruption*, c'est-à-dire la décomposition des matières.

Aérer les appartemens le matin et dans la journée, en ouvrant les portes et les fenêtres.

On peut au moyen d'un feu flamboyant dans les cheminées favoriser le renouvellement de l'air, en le desséchant, le purifier de tout miasme et humidité.

3.º Assainir les maisons, appartemens et basses-cours, ainsi qu'il suit :

Placer un large vase en terre dans l'endroit malsain, en y mettant de l'eau chlorurée. (1)

Exposer ledit vase pendant tout le temps qu'on croit nécessaire, en placer même en plusieurs endroits.

Maintenir la plus grande propreté dans les fosses d'aisance, les latrines qu'on lavera avec l'eau chlorurée.

Ne laisser jamais décomposer l'urine dans les vases; éviter enfin par des lavages chlorurés les dégagemens miasmatiques.

Une commission devrait même être formée dans chaque quartier, pour surveiller l'assainissement, ainsi qu'il suit :

Un médecin, un pharmacien, et deux citoyens contribuables.

4.º Eviter le refroidissement qui peut déterminer l'affection cholérique et qui est rangé même par les nosologistes au nombre des causes qui donnent lieu au *Choléra*.

Il est donc nécessaire de se couvrir de laine, de porter des camisoles de flanelle et de se chausser avec la laine,

5º Tenir son corps très propre, éviter l'humidité des pieds.

_____

(1) Clorure de chaux... une once.
Eau, ... une livre.

Eviter les assemblées bruyantes, telles que les cafés et y séjourner très peu.

Ne pas rester oisif, mais ne pas aller faire des excès de fatigue; combattre les sombres affections par les moyens connus; aller aux promenades, ne pas cependant les prolonger la nuit.

6° La sobriété devra présider aux repas, aux habitudes de l'homme; la nourriture ne sera pas trop succulente, on évitera les excès de table,

Les mets de facile digestion, quelques légumes cuits, le tendon de veau, les rôtis peu gras, seront préférables; la grosse pâtisserie sera interdite.

Pour les légumes, le conseil de salubrité a approuvé les haricots secs, les lentilles, les poids, dépourvus de leur pellicule.

On mangera peu en temps de Choléra et on fera plutôt deux repas légers qu'un trop succulent.

7.° On boira de l'eau rougie, et il est dangereux de boire froid quand la perspiration cutanée a été activée.

L'abus des liqueurs fortes produira des effets funestes

Il est bon de se prémunir contre l'usage répandu de certains remèdes qui n'on été proposés que par des hommes avides, qui ont le talent d'exploiter la crédulité publique.

Ainsi, en proposant moi même la prescription sus-indiquée qui est celle de l'Académie de médecine de Paris, j'exclus toute espèce de remèdes secrets.

Il appartient ensuite au seul médecin de modifier ce traitement, et d'user de toutes les ressources de l'art.

Le Perkinisme dont j'ai parlé et qui est un moyen presque inusité en France, pourrait, mais seulement dans un cas extrême ainsi que l'acupuncture servir à réveiller les forces vitales et donner un nouveau ressort au système nerveux et musculaire.

J. F. E.

Approuvé par l'Intendance Sanitaire.

Pau, le 14 octobre 1834.

Les bains de vapeurs se composeront de la manière suivante : vinaigre quatre onces, qu'on versera dans un vase ou sur des briques ronges, où on ajoutera 2 gros de camphre, le tout placé sur un réchaud, on dirigera la vapeur avec un conduit à double tubelure.

Potion ammoniacale anisée.

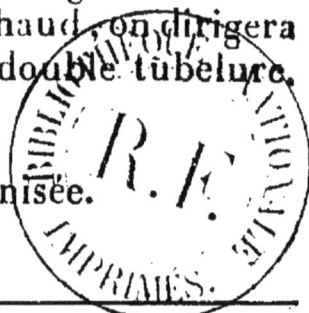

PAU, Imprimerie de J.-H. TONNET.

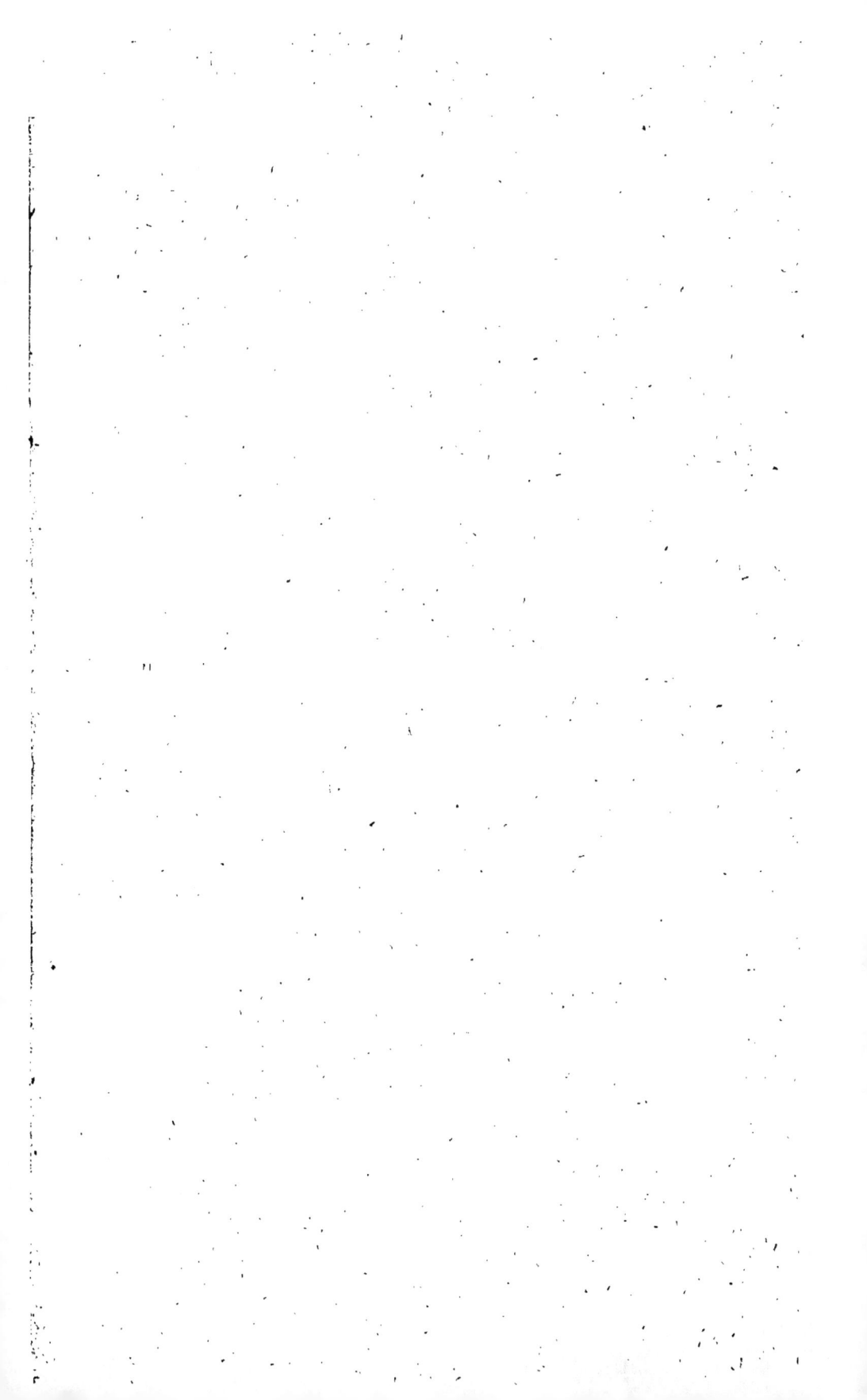

www.ingramcontent.com/pod-product-compliance
Lightning Source LLC
Chambersburg PA
CBHW060532200326
41520CB00017B/5209